AF467932

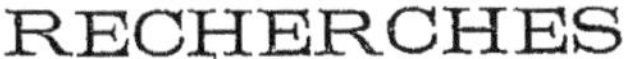

RECHERCHES

SUR

# L'AUSCULTATION PLESSIMÉTRIQUE

PAR

**Le Docteur Noël GUENEAU DE MUSSY**

MÉDECIN DE L'HÔTEL-DIEU,
MEMBRE DE L'ACADÉMIE DE MÉDECINE,
MEMBRE CORRESPONDANT DES ACADÉMIES D'ATHÈNES, DE ROME, DE BRUXELLES,
DE MOSCOU, DE LA SOCIÉTÉ DE MÉDECINE DE LONDRES.

PARIS
V. ADRIEN DELAHAYE ET Cie, ÉDITEURS
Place de l'École-de-Médecine.

—

1876

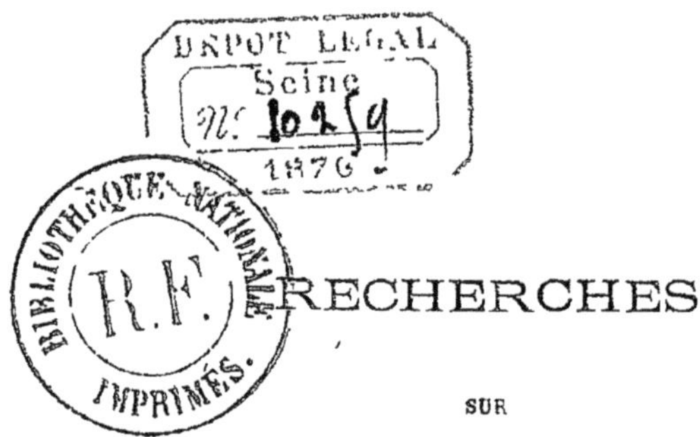


# RECHERCHES

SUR

# L'AUSCULTATION PLESSIMÉTRIQUE

PAR

Le Docteur Noël **GUENEAU DE MUSSY**

MÉDECIN DE L'HÔTEL DIEU,

MEMBRE DE L'ACADÉMIE DE MÉDECINE,

MEMBRE CORRESPONDANT DES ACADÉMIES D'ATHÈNES, DE ROME, DE BRUXELLES,

DE MOSCOU, DE LA SOCIÉTÉ DE MÉDECINE DE LONDRES

**A Monsieur le Docteur CARDINAL**

MÉDECIN INSPECTEUR DE CAUTERETS

---

Mon cher ami,

Dans votre longue carrière, aussi honorable que modeste, vous avez fait beaucoup de bien en évitant le bruit. Je suis un de vos nombreux obligés ; permettez-moi de consacrer ce travail au souvenir de notre vieille amitié.

Noël Gueneau de Mussy.

EXTRAIT

De l'Union Médicale (3e série), année 1876.

# RECHERCHES

SUR

# L'AUSCULTATION PLESSIMÉTRIQUE

Au mois de juillet 1875, j'ai publié, dans la *France médicale*, un travail sur un procedé d'auscultation auquel j'ai donné le nom d'*auscultation plessimetrique.* Depuis cette époque, j'ai, chaque jour, employé ce moyen d'exploration; j'ai complété mes premières observations; j'en ai, sur quelques points, modifié l'interprétation, ou plutôt, j'ai rencontré quelques causes d'erreur auxquelles j'ai cherché et trouvé un correctif. Ce sont les résultats de cet ensemble de recherches que je publie aujourd'hui, en priant mes confrères de vouloir bien les soumettre au contrôle de leur expérience.

Quand on applique l'oreille sur la partie antérieure et supérieure de la poitrine; tandis qu'on percute, avec un ou plusieurs doigts recourbés, les premières apophyses épineuses dorsales, on entend, lorsque les poumons sont sains, outre le son déterminé par le choc, une vibration métallique qui accompagne et peut même couvrir le bruit sec produit par la percussion.

Ce bruit peut être comparé à celui qu'on obtient en frappant sur le genou les deux mains réunies par leur face palmaire. Je désignerai ce bruit sous le nom de transsonnance plessimétrique : il exprime, en effet, le passage des vibrations sonores directes ou consonnantes, provoquées par le choc, à travers la partie supérieure du thorax. Le même phénomène se produit quand on percute la partie supérieure ou moyenne du sternum, ou le bord inférieur de la clavicule pendant qu'on explore, avec l'oreille, les parties postérieures et supérieures de la poitrine.

S'il survient quelque modification dans la densité, dans la perméabilité du tissu pulmonaire et, par conséquent, dans l'homogénéité du milieu que traversent les ondes sonores, le bruit de transsonnance, au lieu d'être vibrant, comme métallique, s'affaiblit, devient plus mat, en même temps que, parfois, la tonalité s'élève.

Ce phénomène est habituellement corrélatif aux modifications de sonorité qu'on constate en percutant directement au niveau des parties malades. Sans doute, ce dernier mode de percussion, joint à l'auscultation, suffit pour résoudre la plupart des problèmes cliniques que présentent au médecin les maladies des organes thoraciques; cependant l'auscultation plessimétrique peut, dans certains cas, réformer, compléter, corriger les résultats fournis par la percussion ordinaire; elle peut même, quand une lésion occupe le centre du poumon ou qu'elle est masquée par l'état emphysémateux du tissu dans lequel elle s'est développée, déterminer l'existence et le siége de cette lésion, alors qu'à l'aide de la percussion et de l'auscultation ordinaires, on ne peut pas arriver à la diagnostiquer.

Ce procédé d'exploration n'est pas absolument nouveau (1); Trousseau l'avait appliqué au diagnostic du pneumothorax (2) : dans cette affection, la percussion du sternum fait entendre à l'oreille, qui ausculte la partie posterieure de la poitrine, un bruit vibrant, retentissant, que cet illustre clinicien avait désigné sous le nom de *bruit d'airain*. Dans le cas où le pneumothorax ne communique pas ou ne communique plus avec les bronches, ce bruit d'airain peut devenir un des signes les plus importants de cette affection. En effet, on ne trouve alors ni toux amphorique ni tintement métallique; le silence du bruit respiratoire est le seul phénomène qui se révèle à l'auscultation : phénomène important sans doute; car l'absence du murmure vésiculaire ne se rencontre ordinairement, à ce degré, ni dans l'emphysème ni dans l'adénopathie bronchique; et si, sous l'influence d'une tension excessive de l'air épanché, on peut voir parfois se changer en matité le son tympanique qui accompagne le pneumothorax, cette matité n'est jamais aussi complète, et, en aucun cas, elle n'offre cette résistance au doigt qu'on trouve dans l'épanchement pleurétique, qui peut, lui aussi, abolir complétement le bruit respiratoire. Cependant ces présomptions, quelque bien fondées qu'elles puissent être, n'ont pas la valeur pathognomonique du bruit d'airain.

L'auscultation des sons produits par la percussion a donc été déjà pratiquée; et,

(1) Le docteur William qui, le premier, a décrit le bruit appele skodique, m'a dit avoir pratique ce mode d'exploration.

(2) Trousseau conseillait de percuter sur un plessimètre ou sur une pièce de cinq francs : la percussion immediate sur le sternum donne le même resultat.

dans le cas spécial que je viens de rappeler, elle fournit un signe très-important. Je crois qu'elle peut fournir des renseignements utiles sur les lésions qui occupent les parties centrales et supérieures des poumons quand le tissu superficiel est resté perméable, et surtout quand, comme je l'ai observé cinq fois depuis six mois, ce tissu est emphysémateux. Vous pouvez avoir alors un son clair et même tympanique par la percussion ; l'auscultation ne fournit aucun signe caractéristique. Si on tient compte de la tonalité, elle sera plus élevée du côté qui recèle dans ses profondeurs la masse indurée; le son pourra y présenter un caractère tympanique plus accusé; mais, comme l'emphysème produit déjà un son tympanique et une élévation de la tonalité, on pourra imputer à une différence dans le degré de la lésion emphysémateuse les nuances données par la percussion des deux côtés de la poitrine.

Souvent, du côté où existe une altération profonde du parenchyme pulmonaire, les ganglions bronchiques correspondants seront tuméfiés, et les signes de cette adénopathie, je le crois, prendront place un jour, parmi les éléments du diagnostic, dans les affections thoraciques; mais ils ne peuvent ici fournir qu'une présomption ou un signe confirmatif de l'existence de cette altération.

L'auscultation ne nous renseigne guère que sur l'état des parties superficielles du poumon. Les nuances de tonalité données par la percussion peuvent, dans beaucoup de cas, nous fournir quelques indices sur l'état des parties profondes. Avec l'auscultation plessimétrique, les vibrations sonores, en traversant toute l'épaisseur de l'organe, en traduisent mieux les propriétés conductrices et les consonnances. Elle m'a été encore utile chez des malades inconscients, soit à cause de leur âge avancé, soit à cause de leur état typhique, alors qu'on ne peut pas diriger les mouvements respiratoires de maniere à obtenir un bruit vésiculaire appreciable, ou encore quand des râles bronchiques masquent celui-ci. Dans toutes ces circonstances, la percussion fournit au diagnostic ses principaux éléments : on ne saurait donc trop lui demander tout ce qu'elle peut fournir.

Comme dans toutes les autres méthodes d'exploration, il y a, dans l'auscultation plessimétrique, des regles à suivre, des causes d'erreur à éviter.

Le malade doit être assis ou debout, les bras pendant le long du tronc, les épaules effacées. Bien qu'on puisse ausculter également en avant et en arrière; bien que, dans certains cas, il faille pratiquer successivement ces deux modes d'exploration, dans quelques cas même choisir la partie anterieure, il est généralement préférable d'ausculter la partie postérieure : la tête s'applique plus commodément sur la partie supérieure de cette région; le sternum et la clavicule offrent au doigt qui percute des surfaces plus larges, plus sonores et plus commodes à atteindre que la crête des apophyses épineuses, sur lesquelles, en arrière, doit porter la percussion pour obtenir une vibration métallique bien accentuée

Si le malade élève le moignon de l'épaule, la clavicule soulevée peut ne plus répondre, au sommet du poumon, à cette partie sus-costale de l'organe, si bien étudiée par notre regretté confrère le docteur Isaac (de New-York). Chez les enfants, pour la même raison, la percussion de la clavicule ne m'a pas paru donner toujours des résultats satisfaisants. J'ai, du reste, rarement appliqué chez eux ce procédé d'exploration. Peut-être faudrait-il percuter, chez eux, le sternum ou les côtes supérieures.

Pour obtenir cette vibration métallique, dont l'absence ou la présence me paraissent avoir une véritable importance, il faut percuter sur la peau nue; on peut ausculter en arrière sur des vêtements de laine ou de toile, bien tendus sur la surface du dos. Je percute toujours à nu; j'ausculte habituellement à travers une ou plusieurs épaisseurs de tissus.

Il faut percuter *légèrement* avec l'extrémité d'un ou de plusieurs doigts recourbés en crochet, et qu'on retire en arrière aussitôt qu'ils ont touché la surface sonore, pour n'en pas troubler les vibrations. Dans bien des cas, un très-léger choc, sec, court, rapide, donnera des résultats plus positifs, fera percevoir des nuances plus délicates qu'une percussion énergique. C'est ce qui a lieu quand on veut explorer des parties immédiatement sous-jacentes à la paroi thoracique. Je l'ai souvent constaté en explorant l'état des ganglions trachéaux et bronchiques situés derrière le sternum.

La percussion énergique donne la résultante des sons et des consonnances des parties profondes; elle peut être utile quand on percute le sternum, et qu'il existe une complication d'adénopathie bronchique : celle-ci, dans quelques cas, interrompt, pour l'oreille qui ausculte en arrière, la vibration argentine; quelquefois cependant elle se laisse traverser par le frémissement qui accompagne un choc énergique. Quand on a constaté un engorgement des ganglions bronchiques, ce qui n'est pas difficile en tenant compte des signes que j'ai indiqués ailleurs, il faut percuter la partie antérieure de la clavicule; on évite ainsi l'engorgement ganglionnaire. Dans tous les cas, pour chaque point qu'on explore en arrière, il convient de percuter successivement la partie supérieure du sternum, près de l'échancrure du *manubrium sternal*, et la face antérieure de la clavicule près de son bord inférieur; du côté gauche surtout, il faut raser le bord inférieur de la clavicule, quelquefois même percuter la partie voisine du premier espace intercostal, probablement à cause de la saillie moins grande que fait le cul-de-sac pleural de ce côté, au-dessus de la première côte. Parcourant ainsi très-rapidement, comme un clavier, toute l'étendue de cette surface sonore et vibrante, on distingue très-facilement les points où la vibration argentine faiblit ou s'arrête, pour ne laisser arriver à l'oreille qu'une transsonnance sèche et mate.

L'auscultation a aussi une méthode et des règles que l'expérience m'a enseignées :

pour explorer le sommet du poumon, le point où l'auscultation plessimétrique peut avoir le plus d'importance, il faut placer l'oreille bien perpendiculairement sur la fosse sus-épineuse; si on la place sur l'épine de l'omoplate, cette saillie osseuse arrête la transsonnance. Quand le scapulum est porté en avant (*scapulæ alatæ*), la saillie du bord postérieur, au niveau de l'angle supérieur interne, peut arrêter également le frémissement argentin; mais alors la percussion ordinaire, la percussion médiate donne aussi, comme je l'ai constaté souvent, un son obscur dans ce point. Cette cause d'erreur est commune aux deux méthodes; il ne faut pas d'ailleurs s'en exagérer l'importance. La percussion plessimétrique a sa principale valeur dans les cas d'induration centrale, où les autres méthodes ne donnent que des signes équivoques ou n'en donnent pas du tout; il est plus rare alors que les épaules aient cette disposition ailée consécutive au rétrécissement des sommets de la cage thoracique, qu'on observe dans les périodes avancées de la maladie.

Je commence l'auscultation par la partie externe de la région sus-épineuse; c'est là que le frémissement métallique a ordinairement son maximum, et j'explore successivement toute l'étendue de cette région sus-épineuse jusqu'au rachis. En percutant la région antérieure, je me place en arrière et à gauche du malade pour explorer le sommet gauche, et je percute avec la main gauche, en arrière et à droite, pour le côté droit, en percutant avec les doigts de la main droite le sternum et la face antérieure de la clavicule de ce côté, suivant exactement son bord inférieur, frappant même quelquefois, comme je l'ai dit plus haut, la partie contiguë du premier espace intercostal. Pour indiquer, par la modification qu'elles subissent, l'existence d'une induration centrale, les ondes sonores doivent traverser la masse indurée; il faut donc, autant que possible, pratiquer la percussion en avant, au niveau du point exploré par l'oreille en arrière et, autant que possible, dans la projection horizontale de ce point. Ainsi, j'ai bien des fois fait observer à mes élèves que, dans des cas où je diagnostiquais une induration centrale du sommet, il y avait un point en arrière où on ne percevait pas de frémissement métallique quand on percutait le bord de l'échancrure sternale; ce frémissement reparaissait quand on percutait quelques centimètres plus bas. Pourquoi? Parce que les ondes sonores traversaient obliquement alors, et de bas en haut, un tissu pulmonaire perméable à l'air, passaient derriere l'induration, au lieu de la traverser; et la vibration métallique parvenait ainsi à l'oreille.

Par la même raison, il faut que le produit induré offre un certain volume pour arrêter cette vibration. Des granulations isolées, entourées de tissu perméable à l'air, laissent rayonner autour d'elles les ondes sonores avec leur caractere vibratoire J'en avais, ces jours-ci même, un exemple sous les yeux. Un homme, qui ne toussait que depuis quelques semaines, fut pris d'une hémoptysie abondante; je trouvais au sommet gauche un son tympanique très-accentué et, en outre, les signes stéthoscopiques et plessimétriques de l'adénopathie bronchique de ce côté. Je ne doutais pas, en groupant ces signes physiques et rationnels, qu'il n'y eût dans ce sommet une lésion tuberculeuse; la persistance de la vibration métallique me fit penser (ce que l'évolution de la maladie rendait très-vraisemblable) qu'il n'y avait là que des granulations disséminées.

Je prévois une objection qu'on n'a pas manqué d'élever contre tout procédé d'exploration nouveau : il est articulé de très-bonne foi par des esprits qui n'aiment pas être dérangés dans leurs opinions et dans leurs habitudes, ou qui, sans s'en rendre compte, craignent le travail d'initiation à une manœuvre inusitée jusque-là. Tout cela, dira-t-on, est bien raffiné et bien subtil : vous étudiez des nuances bien délicates, et qu'il n'est pas donné à tout le monde d'apprécier. Les plus grandes choses ont subi ces critiques; à plus forte raison, les très-petites, celles qui ont une utilité restreinte et une valeur très-minime, ne doivent pas s'étonner de les rencontrer.

Il s'agit de nuances, c'est vrai; mais est-ce que les nuances de coloration de la peau, les nuances de tonalité données par la percussion, les nuances bien autrement délicates que nous fait connaître l'ophthalmoscope ne fournissent pas des signes très-importants pour le diagnostic ?

Il faut quelque habitude et quelques précautions pour saisir ces nuances, sans doute, et pour éviter des causes d'erreurs qui pourraient conduire à des conclusions erronées; mais il en faut bien davantage pour manier l'ophthalmoscope et apprécier ces légères modalités de couleur ou de relief qui caractérisent la périnévrite optique, l'atrophie de la papille, etc. La question est de savoir s'il y a quelque utilité à pratiquer ce procédé d'exploration que je viens de decrire. Je crois qu'il y en a une réelle : dans les cas où les autres moyens d'exploration ne donnent que des signes incertains, équivoques, ce qui n'est pas rare au début de la maladie; à plus forte raison quand, par la situation du produit morbide, il échappe à nos moyens habituels d'investigation, ou quand nous ne pouvons arriver qu'à des soupçons ou à des présomptions sur l'existence de ce produit, l'auscultation plessimétrique me semble pouvoir intervenir d'une manière très-utile dans beaucoup de cas, et apporter un appoint important au diagnostic.

Avant d'exposer les résultats qu'il m'a fournis dans un certain nombre de circonstances, je veux tâcher d'éclairer, par les lois de la physique élémentaire, le phénomène que j'étudie.

Le frémissement métallique que l'auscultation plessimétrique fait constater dans une poitrine saine me paraît avoir pour condition principale la vibration d'un corps élastique entouré d'air : une cloche, un verre à boire qu'on choque, un diapason qu'on met en branle remplissent cette condition; et quand le diapason est placé sur certains corps, comme sur une planchette de bois, libre par ses deux faces, entourée d'air par conséquent, celle-ci entre en vibration et produit une consonnance qui renforce le son élémentaire.

Les os qui composent la cage thoracique ne sont séparés de l'air ambiant que par une membrane tendue sur leur surface; ils sont appliqués sur la masse élastique du poumon rempli d'air; aussi la paroi thoracique vibre-t-elle facilement, soit sous les chocs qui lui viennent du dehors, soit par consonnance avec l'air qui vibre dans les bronches, comme on peut s'en assurer en plaçant la main sur la poitrine pendant la phonation. Il n'est donc pas étonnant qu'en frappant la paroi antérieure de la poitrine, l'oreille appliquée sur le dos puisse percevoir un frémissement vibratoire produit en avant, et transmis à travers un tissu conducteur ou consonnant; mais tous les tissus ne sont pas également doués de transsonnance; tous ne conduisent pas également les vibrations sonores, pas plus que tous ne se laissent pas traverser par les rayons lumineux. L'homogénéité des corps paraît être une condition de leur aptitude à conduire les sons Ainsi Laënnec avait avancé que le poumon hépatisé conduisait mieux les sons que le poumon sain, et M. Skoda a prétendu le contraire : appuyant deux stéthoscopes sur un morceau de poumon, il écoutait dans l'un, pendant qu'un aide parlait dans l'autre; il affirme que le poumon sain transmet mieux les sons que le poumon induré. Le docteur Walshe a répété ces expériences; et si, dans quelques cas, elles lui ont donné des résultats analogues à ceux qu'avait obtenus M. Skoda, dans d'autres elles lui ont fourni des résultats tout opposés; et il est arrivé à cette conclusion remarquable, qu'une des principales conditions de la conduction des sons était l'homogénéité des conducteurs. Cette assertion est d'accord d'ailleurs avec les observations des physiciens. Tyndall, me disait M. d'Alméda, a prouvé que le brouillard, c'est-à-dire l'air contenant de l'eau liquide à l'état globulaire, est très-mauvais conducteur du son; et les mathématiciens, ajoutait ce même physicien distingué, ont donné par le calcul l'explication de ce phénomène.

Il me semble qu'il faut tenir compte aussi de l'élasticité des conducteurs. L'air transmet mieux que l'eau les vibrations sonores, le bois mieux que le marbre. La consonnance et la transsonnance peuvent se confondre; et. à ce propos, je voudrais savoir si M. Skoda a fait les expériences, dont il a parlé, sur un morceau de poumon induré, isolé, étendu sur un corps insonore, ou contigu à des portions de poumon aérées et élastiques. Il se pourrait faire que le résultat ne fût pas le même dans les deux cas.

En tirant, de ces données, des applications au sujet qui nous occupe, on comprendra que des vibrations sonores traversent plus facilement, plus complétement un corps homogène, uniformément élastique, comme le poumon sain, qu'un corps alternativement gazeux et solide, tres-élastique et rigide ou mou. On comprendra que les ondes sonores soient modifiées en traversant des milieux si divers, qu'elles soient en partie réfléchies, peut-être réfractées, différentes, dans tous les cas, de ce qu'elles sont dans d'autres conditions.

Il peut paraître étrange, au premier abord, que l'induration, qui augmente les vibrations thoraciques perçues par la main pendant la phonation, diminue la transsonnance pour les sons produits par la percussion. On peut, je crois, donner une explication de ces faits contradictoires en apparence. La vibration vocale perçue par l'oreille ou par la main est due à la transmission, par les bronches à la périphérie thoracique, des sons produits dans le larynx. Quand ces bronches sont entourées d'un tissu induré, soit que la conduction des ondes sonores soit plus parfaite, soit que des consonnances plus intenses y renforcent davantage le son, celui-ci ébranle plus fortement la paroi thoracique et l'oreille ou la main qui y sont appliquées.

Pour l'auscultation plessimétrique, le foyer des vibrations est à la périphérie dans le squelette; si les ondes sonores doivent traverser la poitrine pour arriver au point opposé, on conçoit qu'un milieu, alternativement mou et dur, souple ou rigide, dense et raréfié, modifie leur transmission; ou, si elles se transmettent par les parois, il faut que l'élasticité du poumon sous-jacent à ces parois soit assez grande pour ne pas troubler leur mouvement ondulatoire. Dans la premiere hypothèse, il ne serait pas impossible que la généralisation de l'induration à toute l'épaisseur d'un lobe, rétablissant l'homogénéité du milieu conducteur, permît la transmission du frémissement vibratoire.

Je vais maintenant passer en revue les diverses circonstances dans lesquelles l'auscultation plessimétrique m'a fourni des renseignements utiles sur les organes contenus dans la poitrine. Dans les lobes supérieurs des poumons, siége à peu près constant de leurs indurations chroniques, au début de ces lésions, l'auscultation plessimetrique peut en indiquer l'existence et le siége, alors que les autres signes manquent ou sont insuffisants. Dans les cas où ceux-ci existent et ne laissent aucun doute sur la lésion, on peut constater leur concordance : là où il y a un son plus obscur, ou des anomalies stéthoscopiques plus accentuées, on trouvera généralement l'affaiblissement tres-marqué ou l'absence du frémissement vibratoire; bien souvent même ce dernier signe m'a fait préciser et connaître des différences de sonorité qui avaient échappé à un premier examen. Je ne prétends pas assurément que ce signe suffise pour affirmer la presence d'une induration tuberculeuse, pas plus que le chevrotement de la voix ne suffit pour demontrer l'existence d'un épanchement; mais, combiné avec d'autres signes, ce chevrotement, qu'on observe quelquefois dans l'état physiologique, devient un élement important du diagnostic; il a une valeur incontestable quand on ne l'observe que d'un côté. Il en est de même de l'absence du frémissement métallique : il manque normalement chez quelques sujets vers le milieu de la région sus-épineuse, quand l'angle de l'omoplate est très-saillant, et que le trapèze avec l'angulaire de l'omoplate font relief sous les téguments; mais, quand il ne manque que d'un côté, ce signe a une valeur qui devient beaucoup plus importante, surtout quand il s'ajoute à l'élévation de la tonalité, phénomène qui ne fait guère défaut quand il existe une induration dans le voisinage de la partie qu'on percute et à l'adénopathie bronchique, complication presque constante des lésions pulmonaires.

Je rappellerai, en quelques mots, les signes de cette dernière affection. Ces signes sont le résumé de plusieurs centaines d'observations cliniques, et ils ont été confirmés par l'autopsie toutes les fois que cette vérification a été possible : on trouve de l'obscurité du son, ou une tonalité plus aiguë, avec résistance augmentée sous le doigt qui percute au niveau du manubrium sternal, des articulations sterno-claviculaires ou de la partie du thorax qui longe le manubrium sternal; les modifications de sonorité ou d'élasticité se retrouvent en arriere, au niveau des lames des quatre premières vertèbres dorsales. En arrière comme en avant, ces modifications se rencontrent rarement des deux côtés; plus rarement encore elles y sont également prononcées. En même temps, l'auscultation fait percevoir, du côté correspondant aux ganglions tuméfiés, une respiration plus faible, plus aiguë, plus rude, parfois aspirée, souvent suivie, surtout contre le sternum ou contre le rachis en arriere, d'une expiration exagérée, soufflante dans bien des cas. Je reviens souvent sur cette séméiotique de l'adénopathie bronchique, parce que c'est une des lésions les plus communes que l'on puisse rencontrer, et qu'elle produit des modalités plessimétriques et stethoscopiques inexplicables, si on n'en tient pas compte.

Le plus souvent symptomatique, l'adénopathie bronchique doit déjà faire soupçonner un travail irritatif dans l'appareil respiratoire; l'élévation de la tonalité ou le son tympanique au niveau des sommets indique qu'il y a dans le voisinage une portion de parenchyme pulmonaire imperméable à l'air. S'il n'y a aucun signe plessimétrique ou stéthoscopique indiquant une lésion superficielle du poumon, et si la respiration est simplement affaiblie, on ne peut guère hésiter qu'entre l'existence d'indurations centrales ou disséminées et un état emphysémateux du poumon Mais je me defie des emphysèmes bornés à un sommet et même a un côté, sans expiration sibilante Je crois qu'on a souvent attribué à l'emphysème des affaiblissements du bruit respiratoire dus à l'adénopathie bronchique.

Dans ce cas, l'auscultation plessimétrique peut, je le crois, intervenir utilement, confirmer les soupçons que les deux premiers signes avaient éveillés et même préciser le siége de l'induration cachée dans la profondeur du poumon.

La complication d'emphysème, en rendant le diagnostic plus obscur, me paraît augmenter l'opportunité du signe que j'étudie. J'ai traité dans mon service, pendant les mois de janvier et de fevrier 1876, quatre malades qui, avec les signes caractéristiques de l'emphysème, présentaient ou avaient présenté des symptômes de tuberculisation pulmonaire. Les deux premiers étaient des hommes d'une quarantaine d'années, franchement asthmatiques et emphysémateux; tous deux, avant le développement de l'emphysème, avaient eu des hémoptysies abondantes accompagnées, chez l'un, de toux, de fièvre, de sueurs nocturnes; ces derniers phénomènes avaient disparu, mais la toux ne cessait pas dans l'intervalle des accès d'asthme. La poitrine était sonore des deux côtés, mais *la tonalité était notablement plus aiguè au sommet droit;* on constatait en même temps de *la submatité et de l'élévation de tonalité dans la région ganglionnaire droite,* en avant et en arriere, *avec diminution de l'elasticité.* Le sibilus rude qui remplaçait le murmure vésiculaire absent était plus aigu à droite qu'à gauche. Quand je percutais légèrement le sternum au niveau de son échancrure supérieure, l'oreille, appuyée sur la région sus-épineuse gauche, percevait, dans toute l'etendue de cette région, un frémissement métallique très-net et très-distinct; à droite, on l'entendait également, excepté dans une étendue de 2 à 3 centimètres, où il était nul chez l'un, très-affaibli chez l'autre et remplacé par un son d'une tonalité aiguë.

Cette interruption limitée de la transsonnance d'un seul côté, rapprochée des symptômes que j'ai énumérés plus haut, ne me paraît guère explicable que par une induration centrale du sommet droit. Mais, pour constater cette transsonnance, il fallait percuter, soit sur le point du sternum que j'ai indiqué, soit sur le bord antérieur de la clavicule, de maniere à ce que l'onde sonore traversât le noyau induré. Si je percutais la partie moyenne du sternum, la vibration métallique reparaissait; l'onde sonore, suivant une direction oblique de bas en haut, passait très-probablement derrière le noyau. J'ai fait constater ces modalités plessimétriques à plusieurs de mes confrères de l'Hôtel-Dieu et a un grand nombre de jeunes médecins ou d'élèves qui m'ont fait l'honneur de visiter mon service.

Au mois de février, je reçus dans mes salles un nègre que j'avais déjà traité au mois d'octobre pour une crise d'asthme compliqué de bronchite. Cet homme me raconta que, depuis deux ans, il n'avait jamais cesse de tousser, et qu'il avait considérablement maigri. Ces phénomenes, quoique suspects, n'avaient évidemment pas la signification de ceux que j'avais trouvés chez mes deux premiers malades; la race de celui-ci y ajoutait cependant une certaine importance; car on sait combien les nègres, transportés dans nos climats, sont disposés à la tuberculose. Je constatai chez lui, comme chez les deux autres, une tonalité plus aiguë au sommet droit et les signes d'une adénopathie bronchique de ce côté. En même temps je trouvais la transsonnance très-affaiblie et presque nulle dans la partie moyenne de la face sus-épineuse droite, quand on percutait la partie moyenne de la clavicule ou l'échancrure sternale.

Au mois de mars, je reçus un autre malade âgé de 45 ans; sa figure était bourgeonnée d'acné rosacea; depuis deux mois et demi il toussait, sa toux était très-fréquente, quinteuse, violente, accompagnée d'étouffement et d'une sensation de constriction à la gorge. Quand il voulait marcher, il était arrêté au bout de quelques minutes par une oppression douloureuse, sous-sternale, qui retentissait dans le dos. Il avait des nausées; des vomiturations suivies de l'éjection de matières muqueuses, quelquefois bilieuses. Les crachats, d'abord visqueux et transparents, devinrent plus tard opaques, et étaient striés de sang dans ces derniers temps. Il avait maigri. En examinant son crachoir, je fus frappé de l'aspect multiforme des matières expectorées; elles se composaient de petites masses déchiquetées, opaques, mucoso-puriformes, grisâtres, nageant dans une sérosité à peine louche, ressemblant aux crachats des phthisiques; et on voyait çà et là mêlées des mucosités visqueuses, transparentes, bulleuses, semblables à celles qu'on observe dans la bronchite aiguë ou dans la pneumonie catarrhale. La tonalité était élevée partout (ce malade était emphysémateux), mais elle était plus aiguë au sommet droit ; le bruit vésiculaire était absent, il était remplacé dans la région sous-claviculaire gauche par un bruit rude, parfois sous-crépitant; on retrouvait du râle sous-crépitant en dehors du sein gauche; on constatait des deux côtés des signes d'adénopathie bronchique par la percussion; et des deux côtés l'oreille trouvait, près du sternum, un souffle expirateur. En arrière, on entendait dans toute la hauteur de la région ganglionnaire droite, un souffle expirateur, très-fort, très-éclatant, qui retentissait en s'affaiblissant dans une grande partie de la fosse sus-épineuse de ce côté. Dans cette même fosse, et surtout près du rachis, la voix chuchotée était perçue sans être très-distincte et très-superficielle; elle était surtout appréciable à la fin des mots (1); au-dessous de l'omoplate, la sonorité était plus aiguë à droite qu'à gauche, et elle prenait un caractère tympanique qui venait confirmer l'existence d'une induration ou d'un infarctus quelconque du lobe supérieur; car on observe toujours du son tympanique dans le voisinage d'une portion de poumon imperméable.

Dans le côté gauche je trouvais aussi du souffle expirateur au niveau de la région ganglionnaire près du rachis; mais il était moins prononcé qu'à droite et retentissait dans une moindre étendue. L'auscultation plessimetrique faisait constater l'absence de frémissement métallique transsonnant dans le milieu de la fosse sus-épineuse droite, et dans la partie interne de la gauche. Quand le malade toussait, la région sus-claviculaire gauche se soulevait beaucoup plus que la droite, ce qui pourrait être expliqué par des adhérences retenant le sommet du poumon droit. En général, dans l'emphysème comme dans la pleurésie, cette région sus-claviculaire

(1) Ce qui constitue, comme le remarque Laënnec, le premier degré de la pectoriloquie, en français du moins, car il serait curieux d'observer si la pectoriloquie incomplète se rencontre avec ce même caractère dans les langues qui n'ont pas, comme la nôtre, l'accent sur la dernière syllabe.

est soulevée pendant la toux par les sommets du poumon dont la tension est augmentée.

Ainsi, dans les indurations chroniques centrales des sommets des poumons, l'auscultation plessimétrique peut fournir des données utiles au diagnostic. Elle pourra permettre encore de reconnaître l'existence de pneumonies centrales des lobes supérieurs; elle me paraît pouvoir intervenir aussi avec avantage dans les pneumonies ou les congestions compliquées d'un état atélectasique du poumon, si communes chez les sujets adynamisés, chez les vieillards, chez les typhiques, les paralytiques, dans la période cachectique de la plupart des maladies chroniques.

Dans ce cas, la plupart des signes classiques de la pneumonie font défaut; la fièvre peut être à peine marquée, ou se perdre dans un état fébrile préexistant; la pleuralgie manque le plus souvent; rarement les crachats sont sanguinolents. La respiration, ordinairement accelérée, ne l'est pas constamment; il y a des cas où le pneumogastrique ne paraît pas sentir le trouble des fonctions respiratoires pour en provoquer une activité compensatrice; et le ralentissement des mouvements thoraciques a pu quelquefois faire concevoir des espérances trompeuses dans la dernière période de cette affection.

De tous les phenomènes objectifs, un des plus constants et des plus saillants est l'injection des joues, injection diffuse, s'étendant de l'arcade zygomatique au maxillaire inférieur, signalée par les anciens, et qui a constamment fixé mon attention, depuis mes débuts dans la carrière médicale, comme un des meilleurs signes de la congestion pulmonaire (1); il m'en a bien souvent révélé qui avaient été méconnus, et dont un examen attentif du malade confirmait l'existence.

L'auscultation, dans ce cas, ne donne pas toujours des résultats concluants dans la pneumonie fibrineuse greffée sur un catarrhe bronchique, comme cela a lieu très-souvent dans les conditions d'adynamie ou de cachexie que nous supposons ici; l'obstruction des bronches par la sécrétion morbide empêche souvent de percevoir les bruits caractéristiques de l'infarctus pulmonaire. Alors, comme dans la congestion avec atélectasie, quelques râles sous-crepitants, souvent de la faiblesse du murmure vésiculaire, avec retentissement de la plainte qui suit l'expiration dans la région post-axillaire, en dehors du bord externe de l'omoplate, sont les seuls phénomènes stéthoscopiques appréciables. A cela s'ajoute de la matité, ou au moins de l'obscurité du son dans la même région; car c'est dans cette région que commencent et souvent se limitent les signes des pneumonies cachectiques et adynamiques.

Le diagnostic en est quelquefois d'autant plus obscur que le malade est souvent

(1) M. le docteur Gubler a donne de cette injection des joues une explication aussi ingenieuse que vraisemblable. Il l'attribue à une paralysie reflexe des vaso-moteurs de cette région.

hors d'état de diriger les mouvements respiratoires, par faiblesse ou par inconscience, comme cela a lieu dans le coma apoplectique ou dans la stupeur typhique. La percussion fournit alors au médecin les principaux renseignements qui peuvent l'éclairer sur l'état du poumon : l'obscurité du son dans une partie du thorax, le son tympanique dans la partie voisine, phénomène toujours connexe au premier : voilà, dans bien des cas, ce que nous tirons de l'examen de la poitrine. L'auscultation plessimétrique peut alors apporter un signe confirmatif important. Si on applique successivement l'oreille pendant qu'on percute la face antérieure du sternum sur les deux régions axillaires et post-axillaires, du côté sain on entendra le frémissement métallique, tandis que du côté malade il sera nul ou très-affaibli.

L'auscultation plessimétrique n'est guère applicable qu'aux lobes supérieurs du poumon; au niveau des lobes inférieurs, le foie à droite, le cœur à gauche, arrêtent les ondulations sonores, et on ne peut percevoir le fremissement métallique que sous la partie latérale extrême des régions péricardique ou hépatique J'observais, il y a quelque temps, une vieille femme qui se plaignait de dyspnee, de douleur dans le côté gauche, avec congestion caractéristique de la face; la sonorité de la poitrine était sensiblement la même des deux côtés, quoique, dans la moitié inférieure gauche, le bruit respiratoire fût très-faible, mêlé de râle sous-crépitant, et qu'on y entendît de la broncophonie; la percussion du sternum faisait entendre, en arriere et sur le côté, un retentissement mat et sans vibrations, en dehors de la matité cardiaque.

Si la présence du foie à droite empêche, dans la région qu'il occupe, l'auscultation plessimétrique du poumon, je ne connais pas de meilleur moyen pour déterminer la limite supérieure de l'organe hépatique. Quand, en percutant les apophyses épineuses dorsales, on promène l'oreille de haut en bas sur la région thoracique antérieure droite, en partant de la clavicule, il y a un point où, brusquement, la vibration s'arrête, et où le son devient mat; ce point est un peu plus élevé que celui qu'on assignerait à l'apex du foie par la percussion directe; c'est le point culminant de la face convexe. Le changement soudain de la sonorité ressemble à celui que produit la brusque suspension des vibrations d'un corps sonore par le contact du doigt. Le même phénomène est observé au niveau du cœur, et cette modification du retentissement plessimétrique est perçue en avant et en arrière.

Il y a quelque temps, j'examinais par cette méthode une jeune femme chez laquelle existait un vaste épanchement dans le côté gauche de la poitrine. Je fus très-étonné d'entendre, en arrière et à droite, un retentissement mat, bien au-dessus du point que le foie atteint ordinairement. Quoique la percussion directe donnât dans cette région un son clair et même un peu tympanique, l'exploration de la région antérieure du thorax me fit constater que, depuis la veille, le cœur avait passé au côté droit du thorax par un accroissement subit de l'épanchement pleural, et qu'il battait sous la mamelle droite. Au niveau des cavernes, la transsonnance varie suivant l'étendue de l'excavation, la position plus ou moins superficielle qu'elle occupe, l'épaisseur de ses parois; dans beaucoup de cas, la vibration est nulle; le son perçu est mat et aigu. L'élévation de la tonalité accompagne d'ailleurs, en général, l'absence de vibrations du son transsonnant; du reste, dans le cas de cavernes, les modifications de la transsonnance n'offrent aucun intérêt.

En résumé, l'oreille appliquée sur une des faces de la poitrine, pendant qu'on percute un des os superficiels de la face opposée, perçoit un bruit vibrant, accompagné d'un frémissement comme métallique, au niveau des parties qui offrent une texture homogène, comme les lobes supérieurs des poumons sains.

Les indurations tuberculeuses, inflammatoires ou de toute autre nature, le foie, le cœur, probablement en altérant l'homogénéité des milieux qui servent de conducteurs aux ondes sonores, ôtent au bruit transsonnant ce caractère vibrant et frémissant; et cette modification, appréciée par l'auscultation plessimétrique, peut aider à diagnostiquer l'existence et le siége des indurations centrales; elle peut aussi servir à préciser la limite supérieure du foie.

Le son transsonnant, en perdant son caractère vibrant et frémissant, devient mat, terne, et généralement d'une tonalité plus élevée que le son normal.

Pour obtenir une transsonnance nette et vibrante, il faut percuter, sur la peau nue, les surfaces saillantes du sternum, des apophyses épineuses ou des clavicules.

Pour constater la *matite* de la transsonnance, l'absence de vibrations due à l'hétérogénéité des milieux par induration du tissu pulmonaire, il faut que les ondes sonores traversent ces indurations pour arriver à l'oreille.



PARIS. — Typographie FÉLIX MALTESTE et Cᵉ, rue des Deux-Portes-Saint-Sauveur, 22.

www.ingramcontent.com/pod-product-compliance
Ingram Content Group UK Ltd.
Pitfield, Milton Keynes, MK11 3LW, UK
UKHW020552230726
13925UKWH00006B/2546

9 782019 266943